BEI GRIN MACHT SICH IHR WISSEN BEZAHLT

- Wir veröffentlichen Ihre Hausarbeit,
  Bachelor- und Masterarbeit

- Ihr eigenes eBook und Buch -
  weltweit in allen wichtigen Shops

- Verdienen Sie an jedem Verkauf

Jetzt bei www.GRIN.com hochladen und kostenlos publizieren

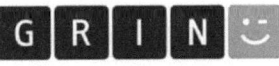

Bibliografische Information der Deutschen Nationalbibliothek:

Die Deutsche Bibliothek verzeichnet diese Publikation in der Deutschen National-
bibliografie; detaillierte bibliografische Daten sind im Internet über http://dnb.d-
nb.de/ abrufbar.

Impressum:

Copyright © 2015 GRIN Verlag, Open Publishing GmbH
Druck und Bindung: Books on Demand GmbH, Norderstedt Germany
ISBN: 978-3-668-06341-9

Dieses Buch bei GRIN:

http://www.grin.com/de/e-book/307862/das-patientenrechtegesetz-fortschritt-und-
staerkung-der-patientenrechte

Judith Büttner

Das Patientenrechtegesetz. Fortschritt und Stärkung der Patientenrechte?

Eine Analyse aus Sicht von PatientInnen und Ärzten

GRIN Verlag

Das Patientenrechtegesetz (PatRG)
Fortschritt und Stärkung der Patientenrechte?
Eine Analyse aus Sicht der PatientInnen und Ärzte

Hausarbeit

Groß Lindow, den 28. Mai 2015

Erstellt von:
Judith Büttner

Inhaltsverzeichnis

Abbildungsverzeichnis

Tabellenverzeichnis

Abkürzungsverzeichnis

§§	- Paragraph(en)
AMG	- Arzneimittelgesetz
AO	-Abgabenordnung
BGB	- Bürgerliches Gesetzbuch
BT-Drucks.	- Bundestagsdrucksache
bzw.	- beziehungsweise
CIRS	- Critical-Incidence-Reporting-System
ebd.	- ebenda
G-BA	- Gemeinsamer Bundesausschuss
GG	- Grundgesetz
ggf.	- gegebenenfalls
GKV	- Gesetzliche Krankenversicherung
HGB	- Handelsgesetzbucg
IGeL	- Individuelle Gesundheitsleistung(en)
IQWiG	- Institut für Qualität und Wirtschaftlichkeit im Gesundheitswesen
MBO-Ä	- Musterberufsordnung der Ärzte
MDK	- Medizinischer Dienst der Krankenkassen
Mio.	- Millionen
PatRG	- Patientenrechtegesetz
PET-CT	- Positronen-Emissions-Tomograpie
S.	- Satz
s.	- siehe
s.g.	- so genannt(e)
SGB I	- Sozialgesetzbuch I
SGB V	- Sozialgesetzbuch V
StGB	- Strafgesetzbuch
StPO	- Strafprozessordnung
Tab.	- Tabelle
Vgl.	- Vergleich(e)
z. Bsp.	- zum Beispiel

1 Einleitung

„Jeder hat das Recht auf Leben und körperliche Unversehrtheit.“[1] Dieses den Deutschen so selbstverständlich gewordene Grundrecht ist recht einfach zu verstehen, stellt jedoch in der ärztlichen Kunst und den therapeutischen Disziplinen alle Beteiligten vor große Herausforderungen, denn Behandlung und Therapie gehen untrennbar einher mit dem Eingriff in die körperliche Unversehrtheit. Doch wie stellen wir fest, ob die angeratene Behandlung notwendig ist, richtig durchgeführt wurde oder ob es sich bei auftretenden Komplikationen nicht doch um die Folgen ärztlicher Fehlleistungen handelt? Der aufschauende, fast hörige Patient[2] gehört in der medialen und damit informationsgefüllten Zeit immer mehr der Vergangenheit an. Damit einher geht der Anspruch des Patienten im Behandlungsprozess als auch im Umgang mit den Krankenkassen als gleichberechtigte Partei zu interagieren.[3] Dafür braucht es eindeutige Regelungen. Diese sind in Deutschland bisher historisch gewachsen und eine uneinheitliche Sammlung aus Grundgesetz, EU-Richtlinien, Gerichtsurteilen und einzelnen Rechtsnormen aus Sozial-, Standes-, Straf-, Zivil- und Sicherheitsrecht. Diese Vielfältigkeit führt in Verbindung mit sich zum Teil widersprechenden Urteilen und Rechtsauslegungen zu einer großen Unübersichtlichkeit und Unkenntnis bei Patienten und Ärzten.[4]

Mit der Einführung des Patientenrechtegesetzes verspricht sich der Gesetzgeber eine eindeutige Stärkung der Patientenrechte, in dem diese transparenter und verlässlicher gestaltet werden und die Durchsetzung in der Praxis durch die Kodifizierung des Behandlungs-und Arztrechts für Patienten einfacher wird.[5]

Die Zielsetzung dieser Hausarbeit ist es, durch eine Aufarbeitung der erwarteten Effekte des Patientenrechtegesetzes und den tatsächlich eingetretenen Auswirkungen aus Sicht der Patienten, Krankenkassen, Ärzte und Krankenhäuser ein Fazit zu ziehen, sowie positive wie negative Aspekte zu erarbeiten. Daraus ergibt sich auch die zentrale Fragestellung:

- Werden die Rechte der Patienten durch das Patientenrechtegesetz nachhaltig gestärkt?

2 Patientenrechte

Jede ärztliche Behandlung stellt im Grunde eine Körperverletzung im Sinne der §§ 223 ff. StGB dar, die unabhängig vom Erfolg der Behandlung zunächst eines konkreten Anlasses und der Einwilligung des Patienten oder seiner Angehörigen bedarf. Das Reichsgericht befand 1894, dass allein die ärztlichen Berufsrechte nicht zu einem Eingriff oder einer Behandlung legitimieren, sondern ihre Grenzen im vom Patienten selbst, dessen Angehörigen oder berechtigten Dritten geäußerten Ablehnung der Behandlung finden.[6] Patientenrechte im heutigen Verständnis waren damit jedoch nicht gemeint. Vielmehr wurde um 1912 die Überlegung favorisiert, dass die Aufklärung des Patienten zu Inhalt und Risiken den Behandlungserfolg durch Missverständnis und Angstschürung auf Seiten des Patienten gefährde, und die Aufklärung zur Risiken und Nebenwirkungen keine Pflicht war, sondern dem ärztlichen Ermessen unterstellt wurde. Erst um 1940 wurde diese Sichtweise durch

---

[1] Art. 2 Abs. 2 S. 1 GG

[2] Die Autorin verwendet aus Gründen der besseren Lesbarkeit nur die männliche Form, spricht jedoch ausdrücklich
beide Geschlechter an.

[3] Vgl. Krüger-Brand (2013), S. A 548

[4] Vgl. Braun; Marstedt (2010), S. 330 ff.

[5] BT-Drucks. 17/10488, S. 1f.

[6] Vgl. Loose (2003), S. 20 f.; Ermert (2014), S. 12 f.

Rechtsprechung geändert und das Selbstbestimmungsrecht des Patienten gewann fortan auch durch die weitere Rechtsprechung und bundesrichterliche Bestätigung[7] an Stellenwert.[8] Doch das Arzt-Patienten-Verhältnis ist weitaus komplexer und geht über die reine Einwilligung oder Ablehnung zur Behandlung hinaus. Schwierige Faktoren wie das Informationsgefälle zwischen Arzt und Patient, der Umstand einer Erkrankung und deren wahrgenommenen Bedrohung, Erwartungshaltungen und Vertrauensniveau des Patienten, dessen Compliance und soziales Umfeld als auch der nicht zu unterschätzende wirtschaftliche Aspekt des Wirtschaftszweiges „Medizin und Behandlung" nehmen unterschiedlich starken Einfluss auf dieses Vertrauensverhältnis.[9]

Patientenrechte entstanden bisher durch die Arzthaftung in Verbindung mit den Rechten und Pflichten aus einem Behandlungsvertrag, dessen Auslegung durch die Rechtsprechung und Richterrecht erfolgte.[10]

Die juristische Fachsprache ist jedoch wenig verbrauchertauglich und die individuelle Würdigung des Rechts durch die Richter suggerierte wenig Sicherheit für die Patienten. Die unterdes periodisch wiederkehrende und medial gestützte Diskussion um Patientenrechte, Behandlungsfehler und deren Ahndung war Anlass genug, die durchaus wählerfördernde politische Forderung nach einer Zusammenfassung der unterschiedlichen Rechtsvorschriften in ein Patientenrechtegesetz zu thematisieren.

Medizin und Judikatur übten von Beginn an harsche Kritik, da diese in dem Gesetz nicht nur eine reine Zusammenfassung bestehenden und funktionierenden Rechts sahen, und es daher für überflüssig hielten, sondern auch eine unnötige Überregelung des Vertrauensverhältnisses von Arzt und Patient befürchteten.[11] Doch trotz dieser teils deutlich zur Diskussion gebrachten Argumente der Ärzteschaft und Rechtsvertreter, wurde das Patientenrechtegesetz letztlich im Bundestag beschlossen und verabschiedet.

2.1 Grundlage und Definition

Die Grundlage des „neuen" Patientenrechtegesetzes sind die in der Tab. 2 aufgeführten verschiedensten Rechtsvorschriften und - quellen. Diese Aufstellung stellt keinen Anspruch auf Vollständigkeit, spiegelt jedoch die wichtigsten Einflüsse aus Zivil-, Straf- und Sozialgesetzbüchern sowie Berufsordnungen und Grundgesetz wieder.

Eine eindeutige Definition von Patientenrechten gibt es bislang nicht und wird auch nicht durch das neue Patientenrechtegesetz geschaffen.[12] Die Betrachtung der Zusammensetzung der Patientenrechte erlaubt jedoch einen ersten Überblick über Funktion und Gegenstand dieser Gesetzgebung.

Neben Individualrechten, die sich auf die zivilrechtlichen Ansprüche des Einzelnen aus einem Behandlungsvertrag beziehen, beinhalten die Patientenrechte auch Kollektivrechte. Diese beschreiben vor allem die Möglichkeiten der Patienten auf das System der Krankenversicherung und innerhalb diesem auch auf einzelne Entscheidungen Einfluss zu nehmen.[13] Dies geschieht durch Patientenvertreter in den verschiedenen Gremien wie dem Gemeinsamen Bundesausschuss (G-BA), dem Institut für Qualität und Wirtschaftlichkeit im Gesundheitswesen (IQWiG) oder durch die Besetzung in den Widerspruchsausschüssen der Krankenkassen. Auch der Patientenbeauftragte der Bundesregierung ist Ausdruck der

---

[7] BGHSt 11, 111 (114)
[8] Vgl. Loose (2003), S. 20 f. Ermert (2014), S. 12 f.
[9] Vgl. Breyer; Buchholz (2007), S. 214 ff.
[10] Vgl. Wenzel (2014), S. 11 f.
[11] Vgl. Jaeger (2013), S. 2 ff.; Wenzel (2014), S. 11; Kubella (2011), S. 22 ff.
[12] Vgl. Wenzel (2014), S. 11
[13] Vgl. Ermert (2014), S. 2

Kollektivrechte.[14] Die Individualrechte sind auf die Bedingungen eines Behandlungsablaufes unter Wahrung der Persönlichkeitsrechte wie Information, Sicherheit, Qualität, Dokumentation, Einsicht in die Akten und Datenschutz sowie Vertraulichkeit abgestellt.[15]

Abb. 1: Struktur der Patientenrechte

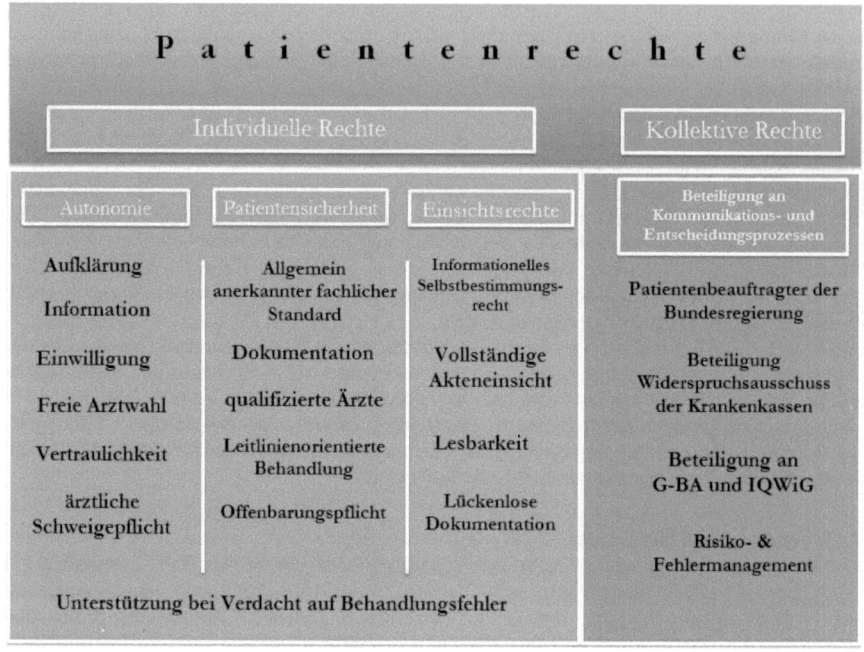

Quelle: eigene Darstellung

2.2 Ziele des Gesetzes

Vordergründiges Ziel des Patientenrechtegesetzes ist es, den Verbrauchern eine verständliche „Zusammenfassung" der verschiedensten Vorschriften zum Behandlungsvertrag und der Arzthaftung zur Verfügung zu stellen. Transparenz, Verlässlichkeit und Gerechtigkeit sind die Schlagworte in den Anträgen und Begründungen zum Gesetzentwurf.[16]

Weitere Ziele des Gesetzes sind Förderung und Stärkung der Patientenrechte bei Behandlungsfehlern und gegenüber Leistungsträgern wie Krankenkassen, die Förderung einer Fehlervermeidungskultur durch Einführung und Ausbau von Risikomanagement z. Bsp. in den Krankenhäusern als auch die Förderung der Patientenbeteiligung und -information.

---

[14] § 140f Abs. 2 SGB V; § 139a Abs. 5 SGB V, Bundesministerium für Gesundheit (2014), S. 59 ff.; Ermert (2014),
S. 9 ff.
[15] Vgl. Ermert (2014), S. 3 ff.
[16] Vgl. BT-Drucks. 17/10488, S. 1; BT - Drucks. 17/907, S. 1 f.

3 Rechte und Pflichten für Patienten und Ärzte

Die neuen Patientenrechte sind in den §§ 630 a-h BGB zusammengefasst und beziehen sich auf die 4 Kernelemente einer Behandlung, die sich aus der Information, Aufklärung, Einwilligung und Dokumentation zusammensetzen. Hinzu kommen Ausführungen zum Arzthaftungsprozess. Auf diese Kernelemente wird in den folgenden Kapitelabschnitten zusammenfassend eingegangen. Eine vertiefende juristische Abhandlung der Rechtsvorschriften soll unterdes nicht vorgenommen werden, da der Fokus der Hausarbeit auf den praktischen Auswirkungen für Patienten, Ärzte, Krankenkassen und Krankenhäuser liegen soll.

3.1 Pflichten des Behandlungsvertrages

Die vertragstypischen Pflichten des Behandlungsvertrages sind im § 630a BGB geregelt und basieren auf dem rechtlichen Konstrukt eines Dienstvertrages. Demnach ist die Leistung der medizinischen Behandlung durch den Arzt zu erbringen, im Gegenzug schuldet der Patient bzw. ein Dritter, z. Bsp. in Form der gesetzlichen Krankenkasse, die Vergütung.[17] Die Definition einer medizinischen Behandlung ist hingegen nicht im in der Rechtsgrundlage geregelt und wird weiterhin durch die ständige Rechtsprechung ausgelegt. Danach umfasst die medizinische Behandlung die Diagnostik und Therapie sowie Eingriffe und Maßnahmen jeglicher Art, die geeignet sind, die Krankheiten, Leiden, Körperschäden, körperliche Beschwerden oder seelische Störungen nicht krankhafter Natur zu verhüten, zu erkennen, zu heilen oder zu lindern.[18]

Allgemein anerkannter fachlicher Standard

Der Patient hat aus dem privatrechtlichen Dienstvertrag damit das Recht auf eine dem allgemein anerkannten fachlichen Standard entsprechenden Behandlung, der Arzt jedoch schuldet durch die Unberechenbarkeit des menschlichen Körpers keinen Behandlungs- oder Heilungserfolg.[19]

Was genau dem allgemein anerkannten fachlichen Standard entspricht, bleibt vage und bedarf wiederum der erklärenden Auslegung, die jedoch kaum durch die Juristik geleistet werden kann. Denn fest steht, dass sich verändernde Umstände, individuelle Besonderheiten und nicht regelhafte Krankheitsverläufe einer dem Arzt obliegenden Entscheidung über Art und Weise der Behandlung (Therapiehoheit) bedürfen. Diese ggf. am Einzelfall orientierte Methodenwahl soll dennoch dem Standard des Arztzugehörigen Fachgebietes entsprechen und an den jeweiligen Leitlinien und Handlungsempfehlungen ausgerichtet sein.[20]

3.2 Informationspflichten im Behandlungsverhältnis

Die Informationspflichten sind im § 630c BGB geregelt. Durch das Patientenrechtegesetz wird an dieser Stelle ein neuer Begriff eingeführt, der etwas unglücklich gewählt, für die Verbraucher schwer von den Behandlungsbezogenen Aufklärungspflichten zu unterscheiden ist.

Tatsächlich sind mit den Informationen in diesem Zusammenhang die therapeutischen Informationen bzw. die Sicherungsaufklärung gemeint. Beide Begriffe wurden durch die Rechtsprechung geprägt und sind nun durch den Gesetzgeber in Form der Informationspflichten im Behandlungsverhältnis festgehalten worden. Diese Informationspflichten beziehen sich vor allem auf die Unterweisung des Patienten in das therapiebegleitende – üblicherweise nicht ärztlich zu kontrollierende – Verhalten. Darunter

---

[17] Vgl. Wenzel (2014), S. 17 f.; Ermert (2014), S. 16 f.
[18] Vgl. Walter; Heppekausen (2012), S. 89 f., Wenzel (2014), S. 23 f.
[19] Vgl. Bundesministerium für Gesundheit (2014), S. 10
[20] Vgl. Wenzel (2014), S. 26 f.

fallen z. Bsp., Hinweise zur Einnahme und Wirkung der Medikation, prä- und postoperatives Verhalten sowie die Aufklärung über kontraproduktives therapieverzögerndes Verhalten. Diese Hinweise sind verpflichtend zum Beginn der Behandlung, und falls notwendig, auch im weiteren Verlauf in verständlicher Sprache zu erläutern. [21]

Offenbarungspflicht
Weiterhin schreibt der § 630 c Abs. 2 S.2 BGB vor, dass der Arzt den Patienten im Rahmen der Offenbarungspflicht, über eigene oder fremde Behandlungsfehler zu informieren hat. Bei drohenden Gesundheitsgefahren, reaktionspflichtigen Fehlverläufen oder negativen Zwischenfällen hat der Arzt ohne Nachfrage des Patient diese Erkenntnis unverzüglich zu offenbaren. [22] Bei „ungefährlichen" Behandlungsfehlern hingegen ist der Arzt nur auf Nachfrage des Patienten zu einer Auskunft verpflichtet. Dies soll zur Verbesserung des Fehlermanagements beitragen, ist für die Ärzte jedoch mit haftungs- und strafrechtlichen Konsequenzen behaftet. [23] Die Auswirkungen dieser Regelungen werden ausführlich in Kapitel 5.2 diskutiert.

Kosten einer Behandlung
Eine weitere Informationspflicht des Arztes besteht hinsichtlich der finanziellen Folgen einer Behandlung für den Patienten. Ist dem Arzt bekannt, dass eine konkrete Leistung nicht oder nicht vollständig von der GKV übernommen wird, muss er den Patienten vor Beginn der Behandlung hierüber in Kenntnis setzen. [24] Diese Aufklärung ist auch dann vorzunehmen, wenn der Arzt sich bezüglich der Kostenübernahme durch die GKV unsicher ist. [25] Diese Aufklärung ist nun auf Grund des Patientenrechtegesetzes in schriftlicher Form vorzunehmen (§ 126b BGB) und soll einen Kostenvoranschlag beinhalten. Die Aufklärung ist durch den Patienten durch Unterschrift zu bestätigen und in der Patientenakte zu archivieren. Auf die Aufklärung darf nur dann verzichtet werden, wenn die Behandlung unaufschiebbar ist oder der Patient selbst auf die Aufklärung verzichtet. [26]

3.3 Einwilligung des Patienten
Die Durchführung einer medizinischen Maßnahme ist gemäß § 630d BGB zwingend an die Einwilligung des Patienten gebunden. [27]
Die Definition einer medizinischen Maßnahme wird an dieser Stelle in der Rechtsgrundlage vernachlässigt. Die Auslegung des Wortlauts des Absatzes 1 lässt jedoch den Schluss zu, dass eine medizinische Maßnahme nicht nur der (operative) Eingriff am Körper und/oder Gesundheit ist, sondern auch weniger invasive Behandlungen beinhaltet. [28]

---

[21] Vgl. Wenzel (2014), S. 47 ff.; Ermert (2014), S. 21 f.;

[22] Vgl. Wenzel; Steinmeister (2015), S. 26,

[23] Vgl. Wenzel (2014), S. 54 ff.

[24] betrifft s.g. Individuelle Gesundheitsleistungen (IGeL), die nicht im Leistungskatalog der GKV enthalten und durch den Patienten selbst zu zahlen sind, s. hierzu auch: www.igel-monitor.de.

[25] gemeint sind hier die „Neuen Untersuchungs- und Behandlungsmethoden", die nur bei bestimmten Indikationen auf Kostenerstattungsbasis durch die GKV gezahlt werden, z. Bsp. PET-CT bei Lungenkarzinom

[26] Vgl. Ermert (2014), S. 23 ff.; Wenzel (2014), S. 59 ff.; Bundesarbeitsgemeinschaft Patient Innenstellen (2013), S. 9 f.

[27] Vgl. Ermert (2014), S. 25; Katzenmeier (2012), S. 1093

[28] Vgl. Wenzel; Steinmeister (2015), S. 27

Einwilligungsfähigkeit
Ein wichtiger juristischer Aspekt besteht in der Regelung der Einwilligungsfähigkeit bzw. den Alternativen bei Einwilligungsunfähigkeit des Patienten. Grundsätzlich ist die Wirksamkeit der Einwilligung an die Behandlungsbezogene Aufklärung des Patienten gebunden (s. hierzu Kapitelabschnitt 2.3.4). Bei Unfähigkeit des Patienten zur Einwilligung sind berechtigte Dritte[29] anzufragen, soweit nicht die Kenntnis über das Vorhandensein einer Patientenverfügung und darin geregelte Zustimmung oder Ablehnung zu einer bestimmten Behandlung bestehen. Allgemein gefasste Patientenwünsche dürfen nicht auf konkrete medizinische Maßnahmen gedeutet werden.[30]

Ausnahmen und Rücknahme
Kann die Einwilligung bei unaufschiebbaren Maßnahmen im Rettungswesen oder der Notfallbehandlung nicht oder nicht rechtzeitig beschafft werden, darf die Behandlung, wenn sie dem mutmaßlichen Willen des Patienten entspricht, auch ohne Einwilligung durchgeführt werden.
Der Patient hat zudem das Recht, die Einwilligung ohne Angabe von Gründen und formlos jederzeit zu widerrufen.
Die Einwilligung hingegen ist schriftlich zu dokumentieren (Aufklärungsbögen) und dem Patienten gegen Unterschrift auszuhändigen, sowie in der Patientenakte zu archivieren.[31]

3.4 Behandlungsbezogene Aufklärungspflicht
Der Patient kann über die mit einer Behandlung verbundenen Risiken und Auswirkungen auf seinen Körper, seine Gesundheit und sein Leben insgesamt nur dann urteilen, wenn er diese von seinem Arzt ausführlich erklärt bekommen hat. Deshalb ist vor jeder Maßnahme und jedem Eingriff nach § 630e BGB die behandlungsbezogene Aufklärung des Patienten zwingend.

Gegenstand und Umfang der Aufklärung
Diese Aufklärung bezieht sich auf alle wesentlichen Umstände der einzelnen Behandlung, insbesondere auf deren Art und Umfang, die Durchführung und zu erwartende Folgen, Risiken und Ergebnisse. Weiterhin muss der Arzt über die Notwendigkeit aufklären sowie auf die ggf. vorhandene Dringlichkeit der Behandlung/ Maßnahme hinweisen und den Verlauf der Erkrankung bei Nichtbehandlung erläutern. Auskunft muss der Arzt auch über die Eignung der gewählten Behandlung/Methode erteilen, sowie mögliche Alternativen benennen, wenn diese von der Belastung, dem Risiko oder den Heilungschancen für den Patienten differieren.[32]
Der Umfang und die Detailliertheit der Aufklärung können je nach Einzelfall variieren. Insbesondere soll der Patient durch die Aufklärung in der Lage sein, Art und Schwere des Eingriffs zu verstehen und eine realistische Einschätzung der Risiken und Erfolgsaussichten zu erhalten.[33]

---

[29] z .Bsp. Betreuer/ Bevollmächtigte, bei geteilter elterlicher Sorge beide Elternteile
[30] Vgl. Wenzel; Steinmeister (2015), S. 27
[31] Vgl. Wenzel; Steinmeister (2015), S. 27
[32] Vgl. Wenzel (2014), S. 81 ff.; Ermert (2014), S. 27 ff.
[33] Vgl. ebd.

Formale Anforderungen

Die formalen Anforderungen an die Aufklärung sind, dass sie mündlich und persönlich[34], ggf. unter zur Hilfenahme geeigneter Unterlagen erfolgt. Diese dürfen jedoch nicht das Gespräch ersetzen. Damit ist der Adressat des Gespräches immer der Patient selbst. Bei einwilligungsunfähigen Patienten sind dies berechtigte Dritte, unter der Maßgabe, dass auch der Patient unter Berücksichtigung seines Verständnisniveaus in die Aufklärung einbezogen und dessen Bedürfnisse berücksichtigt werden. Weiterhin muss die Aufklärung rechtzeitig (Vortagsaufklärung) erfolgen, um dem Patienten einen angemessenen Zeitraum zur Entscheidung zur Verfügung zu stellen. Weiterhin muss die Aufklärung für den Patienten inhaltlich und sprachlich nachzuvollziehen sein, und soll daher in Alltagssprache formuliert werden.[35] Ausnahmen von der Aufklärungspflicht bestehen analog der Ausnahmen der Informationspflicht (s. hierzu Pkt. 2.3.2).

3.5 Dokumentation der Behandlung/ Patientenakte

Der Arzt ist nach § 630f BGB dazu verpflichtet, für jeden Patienten eine revisionssichere Patientenakte zu führen, in der alle wichtigen Schritte und Entscheidungen bezüglich einer Behandlung dokumentiert und jederzeit abrufbar sind. Revisionssicher bedeutet, dass nachträgliche Änderungen nicht möglich sind, sondern nur eine fortlaufende Dokumentation bzw. hinzufügende, jedoch nicht überschreibende Eintragung, möglich ist.

Inhalt der Dokumentation

Die Dokumentation bezieht sich auf sämtliche, aus fachlicher Sicht für aktuelle und zukünftige Behandlungen wichtige Angaben. Insbesondere sind Anamnese, Diagnosen, Untersuchungen, Befunde, Therapien sowie Eingriffe und deren Wirkungen, Aufklärungs- und Einwilligungsdokumente und Arztbriefe zuarbeitender Disziplinen zu dokumentieren. Die Eintragungen sind in unmittelbarem zeitlichen Zusammenhang mit der Behandlung zu erledigen und haben in einer les- und nachvollziehbaren Art und Weise zu erfolgen. Nicht dokumentiert werden Routinemaßnahmen, Normalwerte und medizinische Unauffälligkeiten, Kontrolluntersuchungen oder Hören-Sagen-Fakten, die der Arzt selbst nicht beobachtet oder festgestellt hat. Die Patientenakten sind mindestens 10 Jahre aufzubewahren, sollten bei komplexen Krankheitsverläufen oder Rechtsstreitigkeiten jedoch länger aufbewahrt werden.[36]

Einsichtsrecht

Der Patient hat nach § 630g BGB das Recht seine Patientenakte einzusehen, auch wenn dies aus rein informativer Motivation erfolgt. Das Recht der Einsicht bezieht sich auf die gesamte Akte. Und damit auch auf die vor dem Patientenrechtegesetz nicht einsichtspflichtigen subjektiven Dokumentationen wie persönliche Eindrücke des Arztes oder ungeäußerte Verdachtsdiagnosen. Ausnahmetatbestände sind weiterhin vorgesehen, seit Inkrafttreten des Patientenrechtegesetzes jedoch in einem viel strengeren Rahmen. Der s.g. erhebliche therapeutische Vorbehalt und die erhebliche Gefährdung der Rechte Dritter begründet eine (partielle) Verweigerung der Einsichtnahme unter dem Aspekt der Fremd- und Selbstgefährdung durch z. Bsp. Bestätigung infaust verlaufener Erkrankungen, Prognosen der Überlebenswahrscheinlichkeit oder Restüberlebenszeit sowie bei psychisch auffälligen und kranken Menschen oder Aufzeichnungen über Bezugspersonen.[37]

---

[34] in einfach gelagerten Fällen auch telefonisch
[35] Vgl. Wenzel (2014), S. 89 ff.; Ermert (2014), S. 29 f.
[36] Vgl. Ermert (2014), S. 35 f.; Wenzel (20014), S. 102 ff.
[37] Vgl. Ermert (2014), S. 37 ff.; Wenzel (2014), S. 113 ff.

Einsichtsrecht Dritter

Das Einsichtsrecht bestand bei verstorbenen Patienten bisher auch für die Erben (§ 1922 BGB), wenn der Verstorbene nicht zuvor ausdrücklich Gegenteiliges verfügt hat. Dieses Recht wurde durch das Patientenrechtegesetz auf die nächsten Angehörigen (Ehepartner, Kinder, Lebenspartner, Geschwister, Enkel) ausgeweitet, da durch die Einsicht nicht nur vermögensrechtliche sondern ggf. auch Schadensersatzansprüche durch Behandlungsfehler geltend gemacht werden können. Auch hier gilt, dass eine Einsichtsverweigerung des Betroffenen zuvor nicht erklärt wurde.[38]

Sozialversicherungsträgern steht bei Regressverdachten nach wie vor kein generelles Einsichtsrecht zu. Dieses muss zu Lebzeiten durch den Patienten ausdrücklich erklärt worden sein. Die Kosten der Einsichtnahme und ggf. angeforderter Abschriften von Befunden und Befundaufnahmen trägt der Patient.[39]

3.6 Arzthaftung/ Beweislast/ Behandlungsfehler

Die Arzthaftung ist nicht direkt im Patientenrechtegesetz nach § 630a-h BGB geregelt, sondern findet sich im § 280 BGB (Pflichtverletzung aus dem Behandlungsvertrag) wieder. Demnach hat weiterhin der Patient dem Arzt die verschuldete Pflichtverletzung (Behandlungsfehler) als Ursache der seiner Meinung nach bestehenden Gesundheitsschädigung nachzuweisen. Im Einzelnen muss der Patient die Pflichtverletzung des Arztes, die dadurch entstandene Gesundheitsschädigung, das Verschulden des Arztes hinsichtlich der Pflichtverletzung als auch die Kausalität zwischen Pflichtverletzung und Gesundheitsschaden nachweisen. Damit trägt der Patient weiterhin die Beweislast.[40]

Beweislast

Diese ist für den Patienten in der Regel äußerst schwierig zu leisten. Das Patientenrechtegesetz erleichtert dem Patienten hier jedoch die Beweiserbringung, in dem es für Patienten schwierig zu beweisende Tatsachen annimmt (gesetzliche Vermutung), wenn weitere leichter nachzuweisende Tatsachen zu Gunsten des Patienten bewiesen und nicht durch die ärztliche Seite entkräftet werden können.[41]

Beweislastumkehr

Die s.g. Beweislastumkehr besagt, dass der Arzt seine ordnungsgemäße Pflichterfüllung hinsichtlich der voll beherrschbaren Risiken, der ordnungsgemäßen Einwilligung und Dokumentation nachweisen muss. Zu den voll beherrschbaren Risiken zählen alle Verrichtungen am Patienten, Organisation und Koordination der Behandlungsabläufe als auch die ordnungsgemäße Bereitstellung technisch-apparativer Hilfsmittel.[42] Zu den Einwilligungs- und Dokumentationspflichten gelten im Allgemeinen die Ausführungen der vorangegangenen Unterkapitel.

---

[38] Vgl. Ermert (2014), S. 39 f.
[39] Vgl. Wenzel (2014); S. 120
[40] Vgl. ebd., S. 125 ff.
[41] Vgl. ebd., S. 127
[42] Vgl. ebd., S. 128 ff., Ermert (2014), S. 42 ff.

Behandlungsfehler
Der § 630h Abs. 5 BGB regelt auch bei einem s.g. groben Behandlungsfehler die Beweislastumkehr zu Gunsten des Patienten. Die Definition eines „groben" Behandlungsfehlers fehlt im Gesetz. Die Beweislast geht dann auf den Arzt über, wenn das Vorliegen eines Behandlungsfehlers gesichert, und dieser auch grundsätzlich geeignet ist, den entstandenen Gesundheitsschaden verursacht zu haben. Der Arzt muss dann nachweisen, dass der bewiesene Behandlungsfehler nicht Ursache der eingetretenen Schädigung war. Die Fehler werden differenziert in die Bereiche der Diagnostik und Befunderhebung, Therapieauswahl und Organisation.[43]

4 Methode und Material zur Umsetzung

Die Hausarbeit basiert auf einer systematischen Literaturanalyse. Für diese wurden zunächst die relevanten Suchworte Patientenrecht(e) und Patientenrechtegesetz definiert. Das Patientenrechtegesetz wurde am 25.02.2013 im Bundestag verabschiedet. Das grundlegende Recherchefenster wurde daher durch die Autorin auf einen Zeitraum von 2009 bis 2015 festgelegt, um auch die Entstehung, Einbringung, Lesung und Diskussion des Gesetzentwurfes sowie die begleitenden Fachkommentare, Stellungnahmen und anschließenden Analysen des Gesetzes in den Rechercheergebnissen abzubilden.
Die Literaturrecherche erfolgte dann zweigeteilt. Zum einen durch eine systematische Suche in den Datenbanken SpringerLink in der Zeitschrift Bundesgesundheitsblatt - Gesundheitsforschung- Gesundheitsschutz sowie Medpilot, Medline, und Destatis. Für den Zeitraum 2012 bis 2015 konnten hier mit dem Suchwort Patientenrechtegesetz insgesamt 38 Treffer für die Rohliste ermittelt werden
Zum anderen erfolgte eine händische Suche. Da es sich im Wesentlichen um die Analyse eines Gesetzes handelt, werden die relevanten Bundestagsdrucksachen (Filter: Drucksachen) zum Antrag und den Lesungen über die Seite des Bundestages (www.bundestag.de) mit den Stichwort Patientenrechtegesetz ab 2009 berücksichtigt. Mit dem gleichen Suchwort wurden die Fachzeitschrift „Ärztezeitung", die offizielle Seite des Bundesministeriums für Gesundheit (www.bmg.bund.de), des Spitzenverbandes der Gesetzlichen Krankenkassen (www.gkv-spitzenverband.de), der MDK-Gemeinschaft (www.mds-ev.de) und der Bundesärztekammer (www.bundesaerztekammer.de) durchsucht, wobei hier Resultate für den Zeitraum 2012-2015 berücksichtigt wurden. Die tabellarische Dokumentation der Literaturrecherche ist in Anhang II beigelegt.
Das Flussdiagramm in Anhang I gibt Auskunft über den Rechercheablauf und das anschließende Screening der Treffer auf die relevanten Einschlusskriterien.

5 Auswirkungen des Gesetzes

Der Gesetzgeber hat mit der Kodifizierung des Behandlungs- und Arzthaftungsrechts in den §§ 630a-h BGB die Absicht verfolgt, bisher im Richterrecht verankerte Rechte für die Patienten und Beteiligten im Gesundheitswesen nachles- und einforderbar zu machen.[44] Die aus Sicht der Autorin wichtigsten Aspekte sollen aus dem Blickwinkel der wesentlichen Akteure des Gesundheitswesens diskutiert werden. Der Fokus liegt dabei vor allem auf den Akteuren Arzt und Patient und den Bedingungen, die in der täglichen Praxis tatsächlich vorliegen.

---

[43] Vgl. Ermert (2014), S. 44 ff.; Wenzel; Steinmeister (2015), S. 30
[44] Vgl. BT - Drucks. 17/10488, S. 1

5.1 Patienten

Der Gesetzgeber beabsichtigt, mit der Kodifizierung der einzelnen, teils lückenhaften Rechtsvorschriften die Patienten in der Kenntnis und Durchsetzung Ihrer Rechte zu stärken, diese insgesamt transparenter und leichter verständlich zu machen und auch einen hohen Grad an Verlässlichkeit für diese Vorschriften zu erreichen.[45] Tatsächlich ist die nachlesbare Bündelung der wesentlichen Inhalte der Patientenrechte im BGB eine Verbesserung für die Verbraucher, da das BGB eines der wichtigsten, allgemein bekannten Gesetzbücher im deutschen Recht darstellen dürfte.

Informationszweck

Allerdings bleibt äußerst fraglich, wie verständlich die in juristischer Fachsprache formulierten Paragraphen für die Patienten und auch Ärzte tatsächlich sind.[46] Die Adressaten des Gesetzes sind juristische Laien und es darf bezweifelt werden, dass diese Vorschriften in ihrer vollen und richtigen Tragweite gedeutet werden können. Zahlreiche Leitfäden, Erläuterungen und erklärende Broschüren sind Indiz dafür, dass das Informationsziel an sich durch das Gesetz verfehlt wurde.[47]

Patient auf Augenhöhe

Der heutige, medial aufgestellte Patient ist durchaus mündig und autonom was die Informationsbeschaffung und das Interagieren mit den Ärzten angeht.[48] Dennoch, die Intention des Gesetzgebers, den Patienten zum gleichberechtigten, einfordernden und überblickenden Part einer Behandlung zu befähigen, scheitert zumeist allein an den in diesen Situationen bestehenden körperlichen, geistigen oder seelischen Beeinträchtigung des Patienten und dessen vorrangigen Wunsch nach Besserung.[49] Auch in weniger beeinträchtigenden Situationen kann ein Patient mangels Fachwissen ad hoc kaum entscheiden, welche der angeratenen (kostenpflichtigen) Behandlungen tatsächlich notwendig, eher wünschenswert oder gar überflüssig sind. Der Forderung nach Karenzzeiten für eine Entscheidung zur Inanspruchnahme von IGeL ist das Patientenrechtegesetz nicht gerecht geworden und damit bleibt der Patient nach wie vor im Vollzugsdefizit des Gesetzes zurück, dass theoretisch die Kostenaufklärung zu regeln vermag, nicht jedoch die wichtigere Information über Sinn- und Unsinn einer Behandlung.[50]

Transparenz

Juristische Feinheiten und fragliche Fachbegriffe des Patientenrechtegesetzes, wie die Definition des „Behandelnden", des „allgemein anerkannten fachlichen Standards", der Unterscheidungen von einfachen und groben Behandlungsfehlern, wann diese „erkennbar" sind als auch eher schwammige Formulierung bei Informations- und Aufklärungspflichten bleiben dem Laien, trotz des Anspruchs auf Transparenz, eher unerschlossen.[51]

Bearbeitungsfristen der Krankenkassen

Weniger beachtet, aber eher interessant für die Patienten dürften die Verbesserungen der Rechte abseits des BGB sein. Der § 3a SGB V regelt die Bearbeitungsfristen der Krankenkassen für genehmigungspflichtige Leistungen und die formalen Anforderungen zur

---

[45] Vgl. Katzenmeier (2012), S. 1096 f.
[46] Vgl. Kubella (2011), S. 214 f.
[47] Vgl. Wenzel (2014), S. 11; Jaeger (2013), S. 6; Kubella (2011), S. 214; Bundesministerium der Justiz (2013)
[48] Vgl. Krüger-Brand (2013), S. A548
[49] Vgl. Braun; Marstedt (2010), S. 335 f.
[50] Vgl. GKV Spitzenverband (2012), S. 59 ff,
[51] Vgl. Wenzel (2014), S. 18 f.; Jaeger (2013), S. 9 ff.; Katzenmeier (2012), S. 1098

Wahrung der Fristen. Hier kann es erhebliche Verbesserungen für den Patienten bei den Vertragsleistungen geben, da er sich diese nach einer generellen 3 oder 5-Wochen-Frist bzw. erneuten Fristsetzung zur Erledigung im Kostenerstattungsverfahren selbst beschaffen und nicht auf die Entscheidung der Krankenkasse warten muss.[52] Im Umkehrschluss kann dies jedoch auch ein Nachteil darstellen, da durch Nichteinhaltung des Beschaffungsweges ggf. unwissentlich im außervertraglichen Bereich der GKV in Anspruch genommene Leistungen (IGeL) weiterhin keiner Erstattung bedürfen. Dies kann unter Umständen einen erheblichen Kostenfaktor für den Patienten bedeuten.

Behandlungsfehler
Die Kranken- und Pflegekassen sind auch verpflichtet, den Patienten bei Verdacht auf Behandlungsfehler zu unterstützen. Wie diese Unterstützung zu erfolgen hat, ist nicht geklärt. Dies impliziert daher, wie bisher auch, die Anforderung und Prüfung von Behandlungsunterlagen und ggf. Erstellung von Gutachten und Beratung des Versicherten durch Regressabteilungen. Dies dient (weiter) vorrangig der kasseninternen Regressprüfung, nicht jedoch der Durchsetzung privatrechtlicher Ansprüche nach dem Patientenrechtegesetz.[53] Anders als in den Medien teilweise dargestellt, hat sich für die Patienten in der Beweispraxis von Behandlungsfehlern keine wesentliche Veränderung ergeben. Die Beweislast besteht grundsätzlich auch nach § 630h BGB weiterhin bei der anspruchsbegehrenden Seite, die den Behandlungsfehler, die Ursächlichkeit des Fehlers für den geltend gemachten Schaden als auch das Verschulden des Arztes beweisen muss. Der mangelnden Fach- und Kausalitätseinsicht sowie dem Abhängigkeitsverhältnis des Patienten geschuldet, war die Beweislastumkehr bereits Teil des richterrechtlich geformten Arzthaftungsrechts. Die Beweislastumkehr wirkt nachdem o.g. Bedingungen durch den Patienten nachvollziehbar bewiesen wurden. Dann gelten die anspruchsbegründenden Tatsachen des Patienten als geboten und der Arzt muss dann diese Vermutung entkräften. Diese bereits bestehenden Grundlagen des Arzthaftungsrechts wurden nunmehr in das Patientenrechtegesetz übernommen, ohne den Patienten tatsächlich besser zu stellen als zuvor.[54]

Patientenvertretung
Verbesserungen in der Vertretung von Patienteninteressen sind für den einzelnen Patienten wenig greif- und nachvollziehbar. Eher unbemerkt dürften daher für die meisten Patienten die durch das Patientenrechtegesetz veränderten Zusammensetzungen in den Gremien wie dem G-BA geblieben sein.[55]

5.2 Ärzte
Zunächst fällt auf, dass die einseitige Formulierung des Patientenrechts eine gewisse Prangerwirkung für die Ärzte nur unwesentlich verfehlt. Natürlich sollen die Rechte der in diesem strukturdifferenzierenden Vertrag schwächeren Patientenseite gestärkt werden, ein auf Generalverdacht formuliertes Vertragswerk scheint jedoch wenig förderlich für die auf Vertrauen basierenden täglichen Kontakte von Arzt und Patient.

---

[52] Vgl. Ermert (2014), S. 45
[53] Vgl. Jaeger (2013), S. 9
[54] Vgl. Müller; Wedlich (2013), S. A 2074 ff.
[55] Vgl. Ermert (2014), S. 47

Die Zusammenfassung bestehender Regelungen im Patientenrechtegesetz bringt für die Ärzte wenig Neues. Viele Aspekte der Berufsordnung sind noch einmal im BGB abgebildet worden.[56] Hinzugekommen sind die revisionssichere Führung der Patientenakten, die Offenbarungspflicht bei erkennbaren Behandlungsfehlern, und der vom Gesetzgeber geforderte Zeitpunkt der vollständigen Aufklärung zu Beginn einer Behandlung.[57]

Offenbarungspflicht

Besonders die Offenbarungspflicht kollidiert mit der Praxis, da sie trotz des bekannten Grundsatzes, dass sich niemand selbst belasten muss[58], scheinbar davon ausgeht, dass ein Arzt sich doch selbst einer haftungs- und strafrechtlichen Handlung bezichtigt. Dafür müsste der Arzt jedoch zunächst einwandfrei feststellen können und wollen, dass sein Handeln die Beeinträchtigung des Patienten zur Folge hatte.[59] Dies wird regelmäßig nicht geschehen. Die Offenbarung von Behandlungsfehlern anderer Kollegen unterliegt nicht nur dem gleichen Wollen und Können des Arztes, es widerspricht dem bestehenden Kollegialitätsgebot.[60] Dagegen hilft auch nicht das neu eingeführte Beweisverwertungsverbot für offenbarte Informationen über Behandlungsfehler im Straf- oder Bußgeldverfahren. Das Beweisverwertungsverbot ist rechtlich bisher völlig unbewertet und die tatsächlichen strafrechtlichen Folgen für den Arzt nebst der Rufschädigung bei einer Eigen- oder Fremdmeldung sind unüberschaubar.[61]

Information zu Behandlungsbeginn

Die vom Gesetzgeber eingeforderte umfangreiche, „sämtliche für die Behandlung wesentlichen Umstände" beinhaltende Information des Patienten zu Beginn der Behandlung stellt die Ärzte vor Herausforderungen. Die Information des Patienten zu Diagnose, Verlauf, und Genesungsaussichten durch den Arzt sind nicht neu. Allerdings soll der Arzt bereits zu Beginn eine Einschätzung des Krankheitsverlaufs vornehmen – bei der Individualität eines jeden Menschen und dem so unterschiedlichen Verlauf von Erkrankungen schier unmöglich.[62] Die Reaktion auf Behandlungsereignisse und damit einhergehende weitere, fortlaufende Information des Patienten sind hier realistischer und werden sich wie bisher in der Praxis bewähren.

Dokumentation

Die revisionssichere Führung der Patientenakte stellt die Ärzte vor bürokratische und technische Herausforderungen, da die Herstellung der Revisionssicherheit sowohl der Papierakten als auch der elektronischen Dokumentation in ihren Aufgabenbereich fällt und bei Nichtbeachtung im Streitfall zu ihrem Nachteil ausgelegt wird.[63] Die Aussage des Gesetzes zu den dokumentationspflichtigen Umständen hat umfassenden und aufzählenden Charakter, der den bürokratischen Aufwand für die Ärzte zu Lasten der Behandlungszeit reduzieren wird.[64] Das Recht auf Einsichtnahme in die Patientenakte impliziert veränderte Anforderungen an die Art und Weise, insbesondere die Lesbarkeit, der Eintragungen.

---

[56] Vgl. §§ 7-12 MBO-Ä enthalten Regelungen zu Behandlungsgrundsätzen, Aufklärungs-; Schweige- und Dokumentationspflichten
[57] Vgl. Krüger-Brand (2013), S. A548; Rieser (2014), S. A448;
[58] „nemo tenetur se ipsum accusare" – strafprozessualer Grundsatz, dass niemand verpflichtet ist, sich selbst zu Belasten, s. hierzu auch §§ 115 Abs. 3; 136 Abs. 1 S. 2; 243 Abs. 4 S. 1 StPO
[59] Vgl. Wenzel (2014), S. 52 ff.
[60] Siehe hierzu § 29 Abs. 1 & 4 MBO-Ä
[61] Vgl. Wenzel; Steinmeister (2015), S. 26
[62] Vgl. ebd.
[63] Vgl. Müller; Wedlich (2013), S. A2075; Anforderungen nach §§ 239 & 257 HGB; §§ 146 & 147 AO
[64] Vgl. Krüger-Brand (2013), S A548

Fachbegriffe, Abkürzungen, Symbolik, Latein etc. sind für den Laien nicht verständlich und auch nicht lesbar, aus Zeitgründen und der Eindeutigkeit wegen jedoch Alltag in den Patientenakten. Hier allerdings lässt das Patientenrechtegesetz alle Beteiligten im Unklaren, da keine eindeutigen Aussagen getroffen werden. Die Mindestanforderung, dass die Dokumentation für den Fachmann lesbar sein muss, dürfte sich in der Zukunft mit Blick auf die Stärkung der Patientenrechte jedoch zu Lasten der Ärzte verändern.[65]

Aufklärung

Die Anforderungen zur behandlungsbezogenen Aufklärung stellen die Ärzte vor weitere organisatorische und zeitliche Problematiken. Neu ist hierbei, dass die rechtzeitige Aufklärung des Patienten durch den Arzt oder einer zur Durchführung der Maßnahme ausgebildeten Person vorgenommen werden muss. Diese Formulierung im Gesetz ist erneut nicht eindeutig. Unterstellt wird, dass die Aufklärung durch einen Arzt vorgenommen wird, der die Behandlung/ Operationsmethode praktisch beherrscht und auch durchführt. Dies dürfte in Krankenhäusern allein durch die zeitliche Organisation schwierig umzusetzen sein. Die Aufklärung ist zu dem zu dokumentieren, dieser Nachweis zu vervielfältigen und dem Patienten gegen Unterschrift auszuhändigen[66].

Eingriff in die ärztliche Therapiehoheit

Ein großer Kritikpunkt der Ärzteschaft am Gesetz besteht darin, dass es durch seine Verrechtlichung und Überregelung der Arzt-Patienten-Beziehung, dieses auf Vertrauen basierende Verhältnis, nachhaltig schädigt. Es sei geeignet, das Misstrauen bei den Patienten zu fördern und eine Kultur der Zweit- und Drittmeinungen bei den Patienten zu generieren.[67] Die Ärzte sehen sich außerdem durch verallgemeinernde Vorschriften wie die Behandlung nach allgemein anerkannten Standards, erhöhten Dokumentationsaufwänden und Bürokratisierung bei den Patientenakten, der Informations- und Aufklärungspflicht in ihrer originären Berufsausübung eingeengt. Die Behandlung von Patienten ließe sich nicht in starre Paragraphen pressen, vielmehr verlange sie nach individueller, im Einzelfall auch unkonventioneller Therapie, die nicht in das Korsett gesetzlicher Vorschriften passe.

5.3 Krankenkassen

Für die Krankenkassen ergeben sich auf Grund des Patientenrechtegesetzes hauptsächlich Veränderungen in den internen Arbeitsabläufen. Durch die Fristsetzungen für die Bearbeitung von Leistungsanträgen besteht in Zeiten knapper Personaldecken und stetig steigendem Wettbewerb ein erhöhter Leistungsdruck. Dieser ist in Einklang zu bringen mit der ebenfalls zeitbeanspruchenden Zuarbeit von externen Dritten wie dem Medizinischen Dienst der Krankenkassen (MDK), freiberuflichen Gutachtern für begutachtungspflichtige psycho- und verhaltenstherapeutische Anträge als auch Stellungnahmen von internen Ärzten zu Anträgen auf Neue Untersuchungs- und Behandlungsmethoden, die nur bei bestimmten Indikationen im Kostenerstattungsverfahren bewilligt werden dürfen.[68] Damit dürfte zur Vermeidung zusätzlicher Erstattungen im Rahmen des Kostenerstattungsanspruchs nach § 13a Abs. 3 SGB V eine Verfristung der Leistungsanträge bzw. eine formwahrende Information der Versicherten oberstes Ziel der Krankenkassen sein. Inwieweit dieser Zeitdruck auf eine ggf. notwendige, fallspezifische Prüfung Einfluss nimmt, wird abzuwarten bleiben.

---

[65] Vgl. Wenzel (2014), S. 107 ff.
[66] Vgl. Wenzel; Steinmeister (2015), S. 31; Jaeger (2013), S. 8
[67] Vgl. Krüger-Brand (2013), S. A548
[68] S. hierzu auch: www.g-ba.de unter Methodenbewertung

Dies gilt auch für die im Gesetz festgeschriebene Unterstützung der Versicherten bei der Feststellung von Behandlungsfehlern. Das Patientenrechtegesetz lässt jegliche Ausführungen zur Art und Umfang der Unterstützung vermissen. In der vom Bundesministerium für Gesundheit veröffentlichten Broschüre „Ratgeber für Patientenrecht" findet sich lediglich ein kurzer Hinweis auf die Möglichkeit zur Einholung eines MDK-Gutachtens über die Krankenkassen, die jedoch nur „könnenden" und nicht verpflichtenden Charakter für die Krankenkassen haben.[69]

Veränderungen für die Krankenkassen ergeben sich auch in der Vergütungspauschalen der Krankenhäuser, die auf Grund des Patientenrechtegesetzes zur Einführung von Risiko-und Fehlermeldesystemen verpflichtet sind. Hier geht der Gesetzgeber jedoch davon aus, dass sich die jährlichen Kosten von über einer Millionen Euro durch die vermiedenen Folgekosten unerwünschter Ereignisse mindestens amortisieren.[70]

5.4 Krankenhäuser

Dem Gesetzesantrag der SPD ist zu entnehmen, dass es im stationären Bereich jedes Jahr bei 17 Mio. stationären Behandlungen zu 17 000 Todesfällen auf Grund unerwünschter, vermeidbarer Ereignisse (Behandlungsfehler) kommt. Auch andere Fehler wie Seiten- und Eingriffsverwechslungen seien mit 200 Fällen deutlich zu hoch[71].

Das Patientenrechtegesetz hat daher für die Krankenhäuser Veränderungen im Bereich des Qualitätsmanagements als auch des Risikomanagements bewirkt. Im §135a SGB V ist demnach festgelegt, dass die Krankenhäuser in ihrem Qualitätsmanagement ein umfangreiches, transparentes Beschwerdemanagement zu integrieren haben. Danach müssen die Krankenhäuser ihre Patienten nicht nur über die Möglichkeit der Beschwerde informieren, sondern eine zügige, nachvollziehbare Abarbeitung der Beschwerden inkl. der Rückmeldung an den Patienten sicherstellen. Das Beschwerdemanagement umfasst auch die Einrichtung verschiedener Anlaufstellen für die Patienten wie Patientenfürsprecher, Patientenvertrauenspersonen, Ombudsleute und Qualitätsbeauftragte.[72] Dieses Beschwerdemanagement soll im weiteren Verlauf dem Risikomanagement in den Krankenhäusern dienen, da der Gesetzgeber sich so Aufschluss über die Entstehung von Fehlern aus Patientensicht verspricht.[73] Fraglich ist in diesem Zusammenhang, inwieweit der Patient in der Lage ist, die tatsächlich risikobehafteten Fehler zu erkennen und verwertungssinnvoll weiterzugeben und das System nicht mit banalen Anspruchsforderungen zu lähmen.

Der Patient ist ein Baustein im System des Risikomanagements. Nach § 137 Abs. 1 S. 2 SGB V ist jedes Krankenhaus innerhalb eines Jahres nach Inkrafttreten des Patientenrechtegesetzes verpflichtet, ein Risiko- und Fehlermeldesystem zu etablieren. Diese Critical-Incidence-Reporting-Systems (CIRS) dienen der anonymen und sanktionsfreien Meldung von Beinahe-Behandlungsfehlern, die anhand der Meldung durch Ärzte und Pfleger die Entstehung und Ursachen des Beinahe-Fehlers ergründen und helfen, ggf. vorhanden Schwachstellen in den Ablaufprozessen zu erkennen, bevor tatsächlich eine Patientenschädigung eintritt.[74]

---

[69] Vgl. Bundesministerium für Gesundheit (2014), S. 46 ff.; Singer; Grotz; Klotzbach et al. (2014), S. 4
[70] Vgl. BT - Drucks. 17/10488, S. 2
[71] Vgl. BT - Drucks. 17/907, S. 2
[72] Vgl. Wenzel (2014), S. 147
[73] Vgl. Riedel; Schmidt; Bauer (2013), S. A15
[74] Vgl. ebd.

6 Kritische Reflexion – was bringt das Gesetz wirklich?

Das Patientenrechtegesetz erfüllt die Erwartungen der Experten nicht, ist für die Patienten aber durchaus eine erste Orientierungshilfe, wenn es um ihre generellen Rechten aber auch Pflichten geht.

Zunächst erfüllt das Gesetz die angestrebte Zusammenfassung vieler, jedoch nicht aller Vorschriften, Paragraphen, Leitlinien und Berufsordnungen rund um das Vertragsverhältnis von Arzt und Patient. Explizite Regelung zu elementaren Dinge wie dem Umgang mit Patientenverfügungen fehlen.

Dennoch ist die Zusammenfassung der wichtigsten Rechte und Pflichten sowohl für Ärzte aber auch Patienten ein nutzbares Basiswerk. Die einseitigen Formulierungen hinsichtlich der Pflichten für die Ärzte haben nach Meinung der Autorin einen unterschwellig anklagenden Charakter, der nicht in ein zweiseitiges Vertragswerk gehört. Im Gegenzug werden die Pflichten der Patienten nur selten und indirekt erwähnt „...und Patient sollen zur Durchführung der Behandlung zusammenwirken."[75] – dies ist keineswegs direkt formuliert und lässt viel Raum für Interpretation. Die direkte Ansprache der Pflichten der Patienten hätte hier besser gelingen müssen. Kein Arzt kann eine Behandlung ohne das therapiegerechte Zutun des Patienten erfolgreich bestreiten. Was therapiegerecht ist, wurde bisher und wird wohl auch weiterhin durch Richterrecht definiert werden müssen und erreicht damit wieder nur die entsprechenden Fachkreise, nicht jedoch die eigentlichen Adressaten, die Patienten. Für ein Patienteninformationswerk ist dies ein Fauxpas de luxe.

Die durch vorherige Bemühungen nicht erreichte Rechtsverbindlichkeit schafft das Gesetz, auch wenn in größerem Umfang Rechtsunsicherheiten, unzureichende Definitionen und Formulierungsschwächen bestehen, die wie bisher auch durch die Rechtsprechung gedeutet und näher behandelt werden müssen.[76] Damit ist die gewünschte Transparenz und Verbindlichkeit des Gesetzes nur teilweise erreicht worden. Tatsächlich verlässlich bleibt nach wie vor im Falle des Falles nur der Richterspruch.

Was die Stärkungen der Patientenrechte angeht, bleibt der Gesetzgeber auch hier hinter den Erwartungen zurück. Es fallen kleine Neuerungen auf, die eher die weniger alltäglichen Dinge der Arzt-Patienten-Beziehung betreffen. So etwa die vollständige Akteneinsicht oder die durch Berufsordnungen und Strafgesetz direkt ausgehebelten Offenbarungspflichten.[77] Viel wichtiger wäre hier aus Sicht der Patienten die konsequentere Umsetzung der täglich wiederkehrenden Thematiken. So verlangt der Gesetzgeber von den Patienten in der Praxis nicht vorhandene (medizinische) Entscheidungskompetenz z. Bsp. bei der IGeL. Warum die vom GKV-Spitzenverband geforderte Karenzzeit keinen Eingang in das Gesetz gefunden hat, bleibt nur so lange verwunderlich, wie der ärztliche und wirtschaftliche Lobbyismus unbeachtet bleibt.[78]

Positiv werden die Fristsetzungen für Leistungsanträge bei den Krankenkassen, die verpflichtende Einführung von Risiko- und Fehlermanagementsystemen besonders in Krankenhäusern, die revisionssichere Dokumentation in der Patientenakte als auch die erweiterten Einsichtsrechte bemerkt. Wie sich die Umsetzung der Fristsetzungen bei den Krankenkassen entwickeln wird, bleibt abzuwarten. Denkbar wäre die Entwicklung einer Ablehn-Mentalität, die der Fristwahrung genügt, dem Patienten jedoch eine Widerspruchs-Odyssee beschert. Die Einführung der Risiko-und Fehlermeldesysteme ist ein großer Schritt auf dem Weg zu erhöhter Patientensicherheit. Diese Systeme leben von den behandelnden Ärzten, Schwestern und Pflegern und diese müssen, losgelöst von der in Deutschland

---

[75] §630c Abs. 1 BGB
[76] Vgl. Wenzel; Steinmeister (2015), S. 30 f.
[77] Vgl. Wenzel (2014), S. 149 f.
[78] Vgl. GKV Spitzenverband (2012), S. 59 ff.

herrschenden Schuldzuweisungskultur, die Nützlichkeit der Meldung erkennen und damit die Effektivität der Systeme herstellen. Die revisionssichere Dokumentation dient im Falle des Falles der Beweiskraft, kann aber im Umkehrschluss auch eine Sicherheit für den Arzt darstellen, der diese als hilfreiches Arbeitsmittel im täglichen Patientenansturm aber auch als Nachweis seiner korrekten ärztlichen Kunst nutzen kann.

Der mündige Patient wird nicht durch die §§ 630a-h BGB geschaffen, auch die nachhaltige Stärkung der Patientenrechte kann nur teilweise bestätigt werden. Es ist sicherlich hilfreich eine gebündelte Aufstellung der Rechte nachlesen zu können. Die vielen Unzulänglichkeiten des Gesetzes und die fehlenden Innovationen addieren sich zu einem eher mäßigen Gesamteindruck, der die Autorin zu dem Schluss kommen lässt, dass die Patienten mit dem Gesetz nicht wesentlich besser gestellt sind und damit keine nachhaltige Stärkung ihrer Rechte erwirkt werden konnte.

7 Zusammenfassung

Das Patientenrechtegesetz bezeichnet einseitig, was es zweiseitig regelt – die vertragliche Beziehung zwischen Patient und Arzt auf Grundlage der Arzthaftung innerhalb des Dienstvertrages. Dabei greift der Gesetzgeber überwiegend auf bestehende Regelungen der einzelnen Rechtsdisziplinen zurück und bedient sich auch der durch Richterrecht geformten Auslegungen. Leider vergisst er, wirklich Neues zu schaffen, was unter der Betrachtung der im europäischen Vergleich hochentwickelten Patientenrechte in Deutschland auch nicht verwunderlich ist.[79]

Die Verrechtlichung der Arzt-Patienten-Beziehung kann auch nicht das Ziel einer auf Vertrauen basierenden Behandlung sein. Primäres Ziel muss es sein, verlässliche Rahmenbedingungen für beide Seiten zu schaffen, die die Grundlage, nicht jedoch die alles beeindruckende Bedingung sind. Denn kein Mensch ist wie der andere und ärztliche Kunst geht auch mitunter neue, unkonventionelle Wege, die, ohne Freibriefe verteilen zu wollen, nicht an rechtlichen Hürden scheitern sollen.

Das Patientenrechtegesetz muss sich nun in der Praxis bewähren und zeigen, welche Vor-und Nachteile sich dadurch ergeben. Ärzte und Patienten sind auch mit dem Gesetz weiterhin zu einem vertrauensvollen, interaktiven, kommunikativen und informierendem Miteinander aufgerufen. Der Gesetzgeber ist dann gefordert, wenn es um die Nachbesserung und Orientierung an der täglichen Praxis geht.

---

[79] Vgl. Montgomery (2014), S. 5

Literaturverzeichnis

Braun, B.; Marstedt, G. (2010): Gesundheitspolitik auf dem Prüfstand, in: Böcken, J.; Braun, B.; Landmann, J. (Hrsg.): Gesundheitsmonitor 2010, Gütersloh: Verlag Bertelsmann Stiftung, S. 328–351.

Breyer, F.; Buchholz, W. (2007): Ökonomie des Sozialstaates, 2. Auflage, Berlin, Heidelberg: Springer-Verlag.

Bundesarbeitsgemeinschaft der PatientInnenstellen (2013): Patientenrechte, Ärztepflichten, Komplett überarbeitete Neuauflage 2013, München: ulenspiegel druck gmbh.

Bundesärztekammer (Hrsg.) (2011): (Muster-)Berufsordnung für die in Deutschland tätigen Ärztinnen und Ärzte - MBO-Ä 1997 - in der Fassung der Beschlüsse des 114. Deutschen Ärztetages 2011 in Kiel, http://www.bundesaerztekammer.de/fileadmin/user_upload/do wnloads/MBO_08_20112.pdf, (20.05.2015).

Bundesministerium der Justiz (2013): Infoblatt Patientenrechte im Klartext, http://www.bmg.bund.de/fileadmin/dateien/Downloads/P/Patientenrechtegesetz/Info blatt_Patientenrechte.pdf, (17.05.2015).

Bundesministerium für Gesundheit (2014): Informiert und selbstbestimmt, Ratgeber für Patientenrechte, Frankfurt/ Main: Druck- und Verlagshaushaus Zarbock GmbH & Co. KG.

Deutscher Bundestag - Drucksache 17/10488 (15.08.2012): Gesetzentwurf der Bundesregierung , Entwurf eines Gesetzes zur Verbesserung der Rechte von Patientinnen und Patienten, http://www.bmjv.de/SharedDocs/Downloads/DE/pdfs/Gesetze/RegE_Gesetz_zur_V erbesserung_der_Rechte_von_Patientinnen_und_Patienten.pdf?__blob=publicationFil e, (02.05.2015).

Deutscher Bundestag - Drucksache 17/907: Für ein modernes Patientenrechtegesetz , Antrag der Abgeordneten Dr. Marlies Volkmer, Bärbel Bas, Elke Ferner, Dr. Edgar Franke, Iris Gleicke, Angelika Graf (Rosenheim), Ute Kumpf, Dr. Karl Lauterbach, Steffen-Claudio Lemme, Hilde Mattheis, Thomas Oppermann, Mechthild Rawert, Dr. Carola Reimann, Ewald Schurer, Kerstin Tack, Dr. Frank-Walter Steinmeier und der Fraktion der SPD, http://dip21.bundestag.de/dip21/btd/17/009/1700907.pdf, (01.05.2015).

Ermert, P. (2014): Patientenrechtegesetz. Umsetzung bestehender Rechtsprechung und Probleme in der Praxis, München: GRIN Verlag.

Fünftes Buch Sozialgesetzbuch – Gesetzliche Krankenversicherung – (Artikel 1 des Gesetzes vom 20. Dezember 1988, BGBl. I S. 2477), das zuletzt durch Artikel 3 des Gesetzes vom 28. Juli 2011 (BGBl. I S. 1622) geändert worden ist

GKV Spitzenverband (2012): Stellungnahme des GKV-Spitzenverbandes vom 15.10.2012 zur Bundestagsdrucksache (17/10488) Entwurf eines Gesetzes zur Verbesserung der Rechte von Patientinnen und Patienten, http://www.gkv-spitzenverband.de/media/dokumente/ /presse/presse_themen/patientenrechte/Stellungnahme_GKV-SV_Gesetzentwurf_Patie ntenrechtegesetz_10-2012.pdf, (07.05.2015).

Grundgesetz für die Bundesrepublik Deutschland in der im Bundesgesetzblatt Teil III, Gliederun
gsnummer 100-1, veröffentlichten bereinigten Fassung, das zuletzt durch Artikel 1 des Gesetzes vom 21. Juli 2010 (BGBl. I S. 944) geändert worden ist.

Jaeger, L. (2013): Patientenrechtegesetz, Karlsruhe: Verlag Versicherungswirtschaft GmbH.

Katzenmeier, C. (2012): Patientenautonomie und Patientenrechte, Bundesgesundheitsblatt, Gesundheitsforschung, Gesundheitsschutz, 55 (9), S. 1093–1099.

Krüger-Brand, H. (2013): Patientenrechte: Patienten werden selbstbewusster, Deutsches Ärzteblatt, 110 (12), S. A 548 - 549.

Kubella, K. (2011): Patientenrechtegesetz, Berlin, Heidelberg: Springer-Verlag Berlin Heidelberg.

Loose, A. (2003): Strafrechtliche Grenzen ärztlicher Behandlung und Forschung, Berlin: Tenea.

Montgomery, F. (2014): Geleitwort. Selbstverständliches für Patienten und Ärzte verständlich machen, in: Wenzel, F. (Hrsg.): Patientenrechtegesetz, Das bleibt! Das ist neu! Das ist zu tun!, Heidelberg: medhochzwei-Verlag, S. 5.

Müller, S.; Wedlich, S. (2013): Patientenrechtegesetz: Beweislast im Arzthaftungsprozess, Deutsches Ärzteblatt, 110 (44), S. A 2074 -A 2076.

Riedel, R.; Schmidt, S.; Bauer, H. (2013): Patientenrechtegesetz. Folgen für das Risikomanagement, Deutsches Ärzteblatt, 110 (1-2), S. A 14 -A 15.

Rieser, S. (2014): Patientenrechtegesetz - Nüchterne Bilanz, Deutsches Ärzteblatt, 111 (11), S. A 448.

Singer, I.; Grotz, M.; Klotzbach, H.; Kowalski, I.; Lemke, R.; Psathakis, D.; Skorning, M. (2014): Behandlungsfehler-Begutachtung der MDK-Gemeinschaft, Jahresstatistik 2013, http://www.mds-ev.de/media/pdf/MDK_Bericht_Behandlungsfehler_2013.pdf, (30.04.2015).

Strafgesetzbuch in der Fassung der Bekanntmachung vom 13. November 1998 (BGBl. I S. 3322), das zuletzt durch Artikel 1 des Gesetzes vom 6. Dezember 2011 (BGBl. I S. 2557) geändert worden ist.

Walter, U.; Heppekausen, C. (2012): Das neue Patientenrechtegesetz und die Bedeutung des Entwurfs für Krankenhäuser, Pflege- und Krankenhausrecht (3), S. 88-94.

Wenzel, F. (2014): Patientenrechtegesetz Das bleibt! Das ist neu! Das ist zu tun!, Heidelberg: medhochzwei-Verlag.

Wenzel, F.; Steinmeister, M. (2015): Das neue Patientenrechtegesetz, Bundesgesundheitsblatt, Gesundheitsforschung, Gesundheitsschutz, 58 (1), S. 23–31.

Anhang

Anhang I – Flussdiagramm zur systematischen Literaturrecherche
Abb. 2: Flussdiagramm der systematischen Literaturrecherche

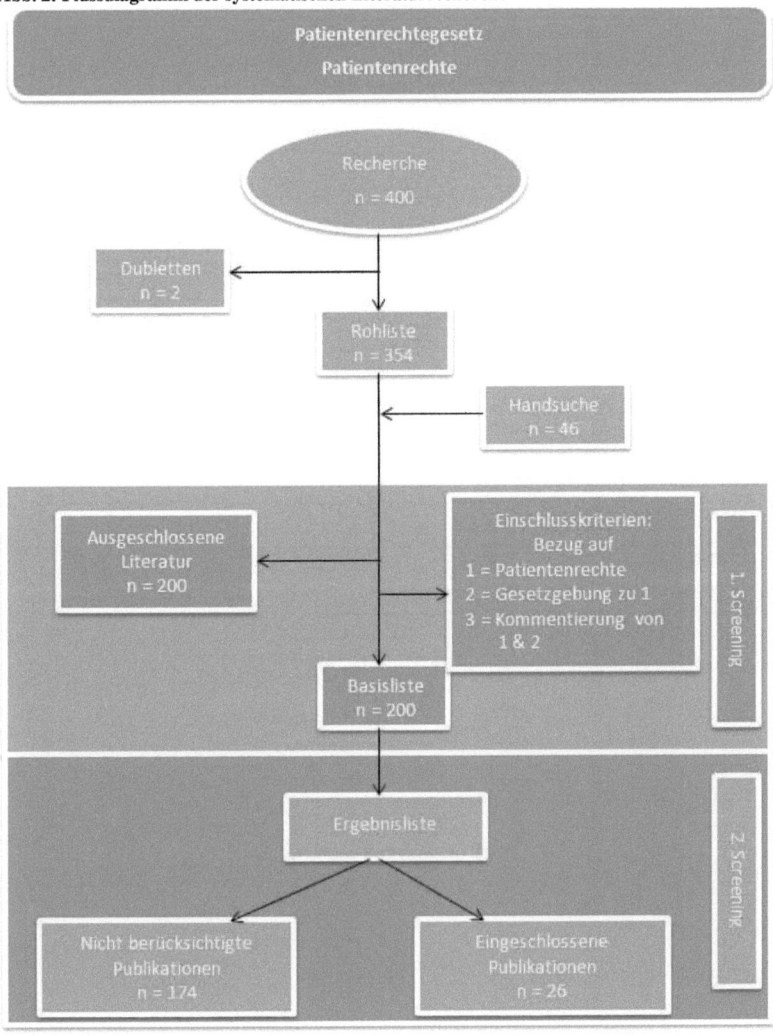

Anhang II – Recherceergebnisse der systematischen Literaturrecherche

Tab. 1: Recherceergebnisse der systematischen Literaturrecherche

Datenbank	Suchwort	Filter	Zeitraum	Gesamt-treffer	Relevant e Treffer
SpringerLink	Patientenrechtegesetz Patientenrechte	-	2012 – 2015	6	2
Medpilot	Patientenrechtegesetz Patientenrechte	-	2012 - 2015	14	2
Medline	Patientenrechtegesetz Patientenrechte	-	2012 - 2015	18	2
Destatis	Patientenrechtegesetz Patientenrechte	-	2012-2015	0	0
Bundestags-drucksachen	Patientenrechtegesetz Patientenrechte	Drucksachen Protokolle	2009 -2015	59	2
Ärztezeitung	Patientenrechtegesetz	-	2012-2015	112	4
Bundes-ministerium für Gesundheit	Patientenrechtegesetz	Artikel Publikationen	2012-2015	46	3
GKV-Spitzenverband	Patientenrechtegesetz	Rechtsquellen Richtlinien Empfehlungen	2012 – 2015	25	1
MDK – Gemeinschaft	Patientenrechtegesetz	-	2012 - 2015	46	1
Bundesärzte-kammer	Patientenrechtegesetz	-	2012 - 2015	28	4
Händische Suche	Patientenrechtegesetz Patientenrechte	-	2009 - 2015	46	5
Gesamt:				400	26

Anhang III – Auswahl gesetzlicher Grundlagen des neuen PatRG

Tab. 2: Auswahl gesetzlicher Grundlagen des neuen PatRG

Gesetz	Paragraphen	Inhalt
Sozialgesetzbuch I (SGB I)	§§ 13 -17 SGB I	Aufklärungs-, Beratungs-, Auskunfts-, Antrags- und Ausführungspflichten der Leistungsträger
Sozialgesetzbuch V (SGB V)	§ 2 SGB V	Recht auf Behandlung nach anerkanntem Stand der Medizin
	§ 39 SGB V	Freie Krankenhauswahl
	§ 70 SGB V	Pflicht zur Human- und bedarfsgerechten Versorgung nach anerkanntem Stand der Medizin
	§ 76 SGB V	Freie Arztwahl
	§§ 139 - 140 SGB V	Beteiligung von Patientenvertretern inkl. Mitberatungs- und Antragsrechte im Gemeinsamen Bundesausschuss, Institut für Qualität und Wirtschaftlichkeit im Gesundheitswesen sowie zentrale Vertretung der Patienten im Gesetzgebungsverfahren durch einen Beauftragten der Bundesregierung
Musterberufs-ordnung der Ärzte (MBO-Ä)	§§ 7 – 12 MBO-Ä	Behandlungsgrundsätze, Verhaltensregeln, Aufklärungs-, Schweige-, Dokumentationspflichten, Untersuchungs-und Behandlungsmethoden, Honorar und Vergütungsabsprachen
Bürgerliches Gesetzbuch (BGB)	§ 611	Pflichten aus einem Dienstvertrag
	§ 280 BGB	Pflichten aus einem Behandlungsvertrag
	§ 823 ff. BGB	Schadensersatzpflicht
Strafgesetzbuch (StGB)	§§ 223 - 224, 227 - 229 StGB	Straftaten gegen das Leben und die körperliche Unversehrtheit
Arzneimittel-gesetz (AMG)	§ 84 AMG	Haftung bei Schäden durch Arzneimittel (Pharmahersteller)
Grundgesetz (GG)	Art. 2 GG	Recht auf Leben und körperliche Unversehrtheit
	Art. 1 GG	Selbstbestimmungsrecht und Schutz der Menschenwürde

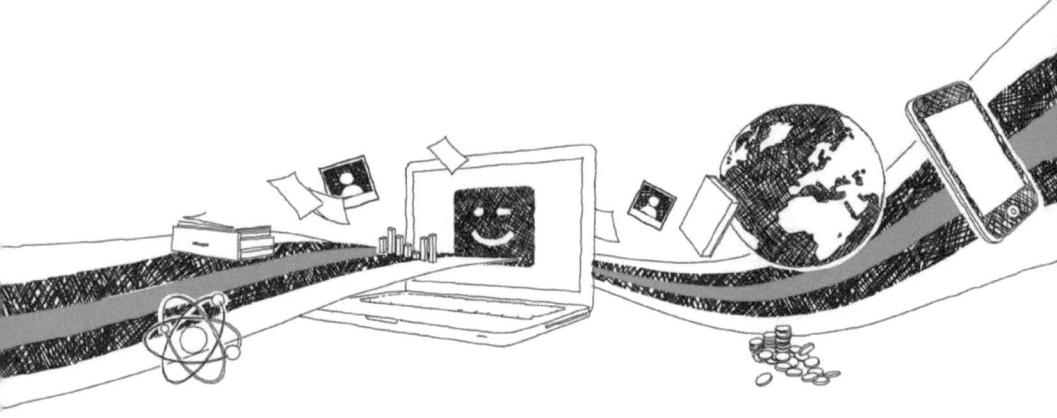